Génesis Andrea Bolívar Parada
Angélica Del Valle Mujica Medina

Soroprevalência de doenças infecciosas

Génesis Andrea Bolívar Parada
Angélica Del Valle Mujica Medina

Soroprevalência de doenças infecciosas

da transmissão de sangue em doadores de bancos de sangue no Hospital Coromoto: julho de 2019 a julho de 2020

ScienciaScripts

Imprint

Any brand names and product names mentioned in this book are subject to trademark, brand or patent protection and are trademarks or registered trademarks of their respective holders. The use of brand names, product names, common names, trade names, product descriptions etc. even without a particular marking in this work is in no way to be construed to mean that such names may be regarded as unrestricted in respect of trademark and brand protection legislation and could thus be used by anyone.

Cover image: www.ingimage.com

This book is a translation from the original published under ISBN 978-613-9-40663-0.

Publisher:
Sciencia Scripts
is a trademark of
Dodo Books Indian Ocean Ltd. and OmniScriptum S.R.L publishing group

120 High Road, East Finchley, London, N2 9ED, United Kingdom
Str. Armeneasca 28/1, office 1, Chisinau MD-2012, Republic of Moldova, Europe
Printed at: see last page
ISBN: 978-620-7-98107-6

Copyright © Génesis Andrea Bolívar Parada, Angélica Del Valle Mujica Medina
Copyright © 2024 Dodo Books Indian Ocean Ltd. and OmniScriptum S.R.L publishing group

AGRADECIMENTOS

Agradecemos a Deus, em primeiro lugar, por nos ter dado a vida e por nos ter permitido chegar a este ponto da nossa formação académica.

Aos nossos pais, cujo apoio incondicional, paciência e amor fizeram de nós as pessoas que somos hoje, e que nos motivaram constantemente para alcançar este objetivo.

Aos nossos entes queridos, familiares e amigos, que de muitas formas estiveram presentes ao longo do caminho, ajudando sempre a aliviar o fardo.

Aos nossos tutores, colaboradores durante este processo, que, com suas orientações, conhecimentos e ensinamentos, permitiram o desenvolvimento deste trabalho.

À Academia Militar de Medicina, por nos ter acolhido no seu seio científico, e nos ter permitido adquirir os conhecimentos para nos formarmos como Cirurgiões Militares de excelência.

Ao Hospital Coromoto de Maracaibo, especialmente ao Banco de Sangue, e a todos os profissionais que nos abriram as suas portas com a melhor disposição e nos ajudaram a realizar este projeto.

Sem todos vós, isto não teria sido possível.

DEDICAÇÃO

A Deus, por nos ter permitido concluir com êxito a nossa carreira e pela força em cada momento.

Aos nossos pais, com muito amor e carinho, dedicamos todo o esforço e empenho colocados na realização deste trabalho.

A nós, enquanto colegas de tese, pelo nosso esforço, dedicação, perseverança e apoio mútuo em todos os altos e baixos durante a realização desta tese.

RESUMO

A transfusão de sangue ou de derivados do sangue tornou-se uma parte essencial dos cuidados de saúde pública e, por conseguinte, dos bancos de sangue. É por isso que é agora obrigatória a realização de testes de rastreio às unidades de sangue para detetar agentes potencialmente transmissíveis por transfusão, que podem causar doenças se não forem identificados atempadamente. O presente estudo é um estudo retrospetivo, transversal, não experimental, descritivo, descritivo, cuja população total foi composta por doadores voluntários que compareceram ao Banco de Sangue do Hospital Coromoto de Maracaibo no período de julho de 2019 a julho de 2020, e que atenderam aos critérios de inclusão e exclusão do estudo. Foram avaliados 3846 pacientes, dos quais 128 foram positivos (3,32%) para qualquer um dos testes sorológicos realizados nesta instituição; da mesma forma, 63 sorologias corresponderam à Sífilis (49,2%), obtendo o maior número de casos; 53 amostras para anti-HBc (41,4%); 6 para HIV (4,7%); 4 casos com HbsAg (3,1%); 3 sorologias para Chagas e HCV (2,3%); e finalmente HTLV-1 com 1 caso (0,8%).

Palavras-chave: *transfusão, banco de sangue, dador, testes serológicos, sífilis.*

Correio **eletrónico:**
angelicamujica7@gmail.com/genesisbolivar10@gmail.com

Índice

CAPÍTULO 1: O PROBLEMA

DECLARAÇÃO DO PROBLEMA

O sangue humano é a única fonte de glóbulos vermelhos, plaquetas, plasma e inclui também factores de coagulação. [1]A transfusão é conhecida como a forma mais simples de transplante de órgãos, uma vez que é transferida de um dador para um doente para corrigir temporariamente uma deficiência ou uma função prejudicada.

[2]Como se trata de um processo de transplante, é importante realizar testes profilácticos tanto no dador como no recetor para garantir a compatibilidade entre eles e, sobretudo, para excluir processos infecciosos que podem ser transmitidos através de transfusões de sangue e seus derivados .

Foi por isso que os centros de saúde optaram pela criação de bancos de sangue, responsáveis pela regulamentação dos produtos sanguíneos, incluindo o rigoroso processo de seleção dos dadores e os testes de rastreio específicos utilizados para confirmar a receção e utilização segura do sangue.

É por isso que a transfusão de sangue ou dos seus derivados se tornou uma parte essencial dos cuidados de saúde pública e, por conseguinte, dos bancos de sangue, principalmente devido ao aumento dos acidentes e das necessidades médicas, que são alguns dos elementos que levaram à procura crescente de sangue.

[3]Neste sentido, está atualmente prevista a realização de testes de rastreio às unidades de sangue para detetar agentes potencialmente transmissíveis através das transfusões e que podem causar doença se não forem identificados atempadamente; alguns deles são: anticorpos para o vírus da imunodeficiência humana (VIH); anticorpos para a hepatite C; antigénios de superfície da hepatite B (HbAgS); serologia para a sífilis, entre outros .

Assim, é importante saber que a transmissão de agentes infecciosos através da transfusão de sangue pode ocorrer por quatro razões. A primeira é a colheita de sangue durante o período de janela, definido como o período durante o qual o dador está infetado com um vírus, mas não apresenta sinais ou sintomas e os resultados dos testes serológicos são negativos; para o vírus da imunodeficiência humana (VIH) e para o vírus da hepatite B (VHB), pelo menos 90 % do risco é atribuível ao período de janela, enquanto que para o vírus da hepatite C (VHC) é de 73 a 88 %. A segunda é a existência de dadores assintomáticos, portadores crónicos de uma infeção transmissível, com resultados laboratoriais persistentemente negativos. A terceira é a existência de infecções com mutantes ou estirpes indetectáveis através de testes. Finalmente, os erros técnicos no laboratório; este último fator é importante porque depende do ser humano e deve ser uma preocupação constante tendo em conta a crescente automatização; é evitado através da implementação consistente de uma política de garantia de qualidade. [4]Para que o erro humano tenha significado clínico, uma amostra seropositiva deve ser comunicada como não reactiva (falso negativo).

Face ao exposto, entende-se que a transmissão de patologias infecciosas através de transfusões constitui uma das mais graves ameaças à saúde pública, pelo que o sangue deve ser submetido a um processo de estudo preciso para garantir a estabilidade da sua qualidade, devendo ser efectuados estudos serológicos de forma sistemática. Existem ainda restrições que aumentam os componentes de risco dos indivíduos seropositivos devido à elevada frequência de transfusões, constituindo assim um meio primário de transmissão.

[5]Um dos vírus transmitidos pelo contacto com os fluidos corporais é o vírus da hepatite B, que pode ser positivo ou negativo para o antigénio de superfície (HBsAg); no entanto, devido aos programas de rastreio, a transmissão por transfusão diminuiu acentuadamente .

Por outro lado, as transfusões são responsáveis por um grande número de casos de hepatite C, um grave problema de saúde pública a nível mundial, uma vez que mais de metade das pessoas que permanecem em contacto com as transfusões desenvolvem hepatite crónica, levando à cirrose hepática e ao desenvolvimento de carcinoma hepatocelular, o maior efeito da hepatite. Além disso, o consumo de drogas por via intravenosa, as tatuagens, os riscos profissionais e o comportamento promíscuo heterossexual também fazem parte dos componentes de risco. [6]Foi igualmente determinado que a redução do número de transfusões diminui o risco de infeção pelo vírus da hepatite C.

[7]Outra doença de origem infecciosa é a Síndrome da Imunodeficiência Adquirida (SIDA); no entanto, desde 1985, com a descoberta de que o VIH podia ser transmitido através de transfusões de sangue, as autoridades sanitárias concentraram a sua atenção na deteção em laboratórios e bancos de sangue, reduzindo consideravelmente a transmissão pós-transfusional .

Além disso, o HTLV-I (vírus linfotrópico de células T humanas tipo 1) pode ser identificado como um dos agentes infecciosos susceptíveis de serem transmitidos por via transfusional. [8]É essencial saber que 90% dos portadores deste vírus podem permanecer assintomáticos; no entanto, os outros 10% têm a capacidade de desenvolver doenças que podem ser muito graves, como o linfoma e a leucemia de células T do adulto.

A sífilis também está incluída como uma doença infecciosa crónica, endémica, assintomática, causada pelo *Treponema pallidum,* uma espiroqueta móvel altamente infecciosa. Embora o contacto sexual seja o modo de transmissão mais comum, também é necessário realizar uma pesquisa de anticorpos para esta doença antes da transfusão, uma vez que a transmissão deste microrganismo é possível através da administração de sangue ou de derivados do sangue; no entanto, trata-se de uma complicação rara quando se utiliza sangue conservado durante mais de 72 horas, uma vez que se demonstrou que o *T. pallidum* não sobrevive à temperatura do frigorífico para além desse período. [9]Em contrapartida, o perigo de transmissão da sífilis existe quando é transfundido sangue acabado de colher.

Assim, a doença de Chagas é também um grave problema de saúde pública em muitos países da América Latina. O parasita causador é o *Trypanosoma cruzi,* um protozoário flagelado. A transmissão da doença ocorre através das fezes de insectos vectores, os percevejos das espécies *Triatoma maculata* e *Rhodnius prolixus*, sendo este último o mais comum na Venezuela, vulgarmente conhecido como "pito". [10]A segunda fonte de transmissão são as transfusões de sangue, em que todos os componentes sanguíneos são infecciosos.

Por esta razão, considera-se essencial conhecer os estudos realizados sobre a epidemiologia destas infecções na população de dadores de sangue, que de alguma forma podem ser um reflexo do comportamento epidemiológico na população em geral.

Diante do exposto, é inquestionável a responsabilidade dos bancos de sangue, órgãos de saúde que devem garantir um produto sanguíneo que traga benefícios tanto para o recetor quanto para o doador. Por este motivo, o Hospital de Coromoto, situado no município de Maracaibo, no estado de Zulia, dispõe de um banco de sangue que cobre a procura de todos os serviços médicos que presta (Cirurgia Geral, Caumatologia, Cuidados Intensivos, Medicina Interna, Pediatria, Ginecologia e Obstetrícia, Hematologia, Oncologia e Nefrologia, entre outros), onde uma grande percentagem de doentes necessita de transfusões de sangue e/ou de derivados do sangue. Este hospital tem uma área de influência de mais de um milhão de habitantes, com mais de 4.000 dadores de sangue por ano. Por esse motivo, esta pesquisa será realizada com o objetivo de determinar a prevalência de soropositividade para doenças infecciosas transmitidas pelo sangue em doadores do Banco de Sangue do Hospital Coromoto em Maracaibo, Venezuela, atendidos de julho de 2019 a julho de 2020.

FORMULAÇÃO DE PROBLEMAS

Uma vez definido o problema em termos do objeto de estudo, a formulação do problema baseia-se nas seguintes questões:

Qual é a seroprevalência de doenças infecciosas transmitidas pelo sangue em dadores do banco de sangue do Hospital Coromoto em Maracaibo-Venezuela, no período 2019-2020?

Qual é a doença infecciosa transmitida pelo sangue mais prevalente nos dadores do banco de sangue do Hospital Coromoto em Maracaibo-Venezuela, no período 2019-2020?

Qual é a seroprevalência de doenças infecciosas transmitidas pelo sangue em dadores do banco de sangue do Hospital Coromoto em Maracaibo-Venezuela, no período 2019-2020, de acordo com o sexo?

Qual é a seroprevalência de doenças infecciosas transmitidas pelo sangue em dadores do banco de sangue do Hospital Coromoto em Maracaibo-Venezuela, no período 2019-2020, de acordo com os grupos etários?

Qual é a seroprevalência de doenças infecciosas transmitidas pelo sangue em dadores do banco de sangue do Hospital Coromoto em Maracaibo-Venezuela, no período 2019-2020, de acordo com a origem?

OBJECTIVOS DA INVESTIGAÇÃO

OBJECTIVO GERAL

✓ Determinar a seroprevalência de doenças infecciosas transmitidas pelo sangue em dadores do banco de sangue do Hospital Coromoto em Maracaibo-Venezuela, no período de 2019-2020.

OBJECTIVOS ESPECÍFICOS

1. Determinar a frequência de cada uma das doenças transmitidas pelo sangue em dadores do banco de sangue do Hospital Coromoto de Maracaibo-Venezuela, no período 2019-2020.
2. Determinar a seroprevalência de doenças infecciosas transmitidas pelo sangue em dadores do banco de sangue do Hospital Coromoto de Maracaibo-Venezuela, no período 2019-2020, de acordo com o sexo.
3. Determinar a seroprevalência de doenças infecciosas transmitidas pelo sangue em dadores do banco de sangue do Hospital Coromoto em Maracaibo-Venezuela, no período 2019-2020, de acordo com os grupos etários e a precedência mais frequente.
4. Estabelecer a relação entre as doenças infecciosas

transmitidas pelo sangue em dadores do banco de sangue do Hospital Coromoto em Maracaibo-Venezuela, no período de 2019-2020 e as suas variáveis sociodemográficas.

JUSTIFICAÇÃO

Como é sabido, as transfusões de sangue tornaram-se uma parte essencial dos prestadores de serviços de saúde pública e dos bancos de sangue em geral, uma vez que o aumento dos acidentes e das necessidades médicas são alguns dos elementos que conduziram a uma procura crescente de produtos sanguíneos.

Atualmente, é obrigatório o rastreio das unidades de sangue para agentes potencialmente transmissíveis por transfusão, tais como: anticorpos contra o vírus da imunodeficiência humana (VIH); anticorpos contra a hepatite C; antigénios de superfície da hepatite B (HbAgS); serologia para a sífilis; e doença de Chagas, entre outros. No entanto, a atenção cuidadosa aos problemas imunológicos e infecciosos da transfusão de sangue reduz os riscos inerentes à transfusão de sangue, mas não os pode eliminar totalmente.

Portanto, a importância de conhecer a soroprevalência de marcadores infecciosos na população de doadores deve ser levada em consideração, pois isso é essencial para evitar o uso de sangue inseguro e, na medida do possível, ter produtos sanguíneos seguros que serão utilizados e despachados para os diferentes serviços prestados pelo Hospital aos seus membros e suas famílias. Diante dessa realidade, esta pesquisa irá expor a soroprevalência de doenças infecciosas transmitidas pelo sangue em doadores que vieram ao banco de sangue do Hospital Coromoto em Maracaibo, Venezuela, durante o período 2019-2020; além disso, a identificação de marcadores infecciosos nos permitirá saber qual doença transmitida pelo sangue é mais prevalente nesta população.

Da mesma forma, a investigação proposta ajudará a demonstrar a qualidade do rastreio serológico, que se baseia na deteção de agentes infecciosos. Da mesma forma, os resultados do estudo ajudarão a criar planos de vigilância epidemiológica na população afetada, bem como a conhecer a frequência de novos casos positivos em função do sexo, idade e origem, melhorando assim os critérios de aceitação de dadores e, portanto, reduzindo o risco de transmissão dos agentes infecciosos acima indicados nesta população.

Por outro lado, esta informação pode ser utilizada pelos diretores do Hospital de Coromoto na tomada de decisões para a melhoria dos serviços prestados por este centro de atendimento, bem como para negociar com organizações governamentais e não governamentais, com o objetivo de sensibilizar a sociedade para as questões relacionadas com a dádiva voluntária e as relações sexuais de risco. Os dados analisados servirão também como ponto de referência e incentivo para futuras pesquisas por parte de estudantes de carreiras afins, profissionais de saúde interessados no assunto e outras unidades de saúde que possuam bancos de sangue.

DELIMITAÇÃO

O presente estudo de investigação será realizado temporariamente no período de julho de 2019 a julho de 2020, no banco de sangue do Hospital Coromoto em Maracaibo-Venezuela.

VIABILIDADE

Este estudo será viável porque temos os recursos humanos, equipamentos e apoio das respectivas autoridades do Hospital Coromoto em Maracaibo, Estado de Zulia, Venezuela, para o realizar. Contamos com o apoio do departamento de Bioética da instituição que concedeu autorização para o desenvolvimento desta investigação.

CAPÍTULO 2: QUADRO TEÓRICO

QUADRO TEÓRICO CONCEPTUAL

ANTECEDENTES DA INVESTIGAÇÃO

Montero (Venezuela, 2019) *"Coinfecções em doadores de sangue no banco de sangue do Hospital Coromoto: 2018-2019"*, realizou um trabalho de pesquisa não experimental, descritivo, retrospetivo e transversal, no qual foram revisadas as histórias de doadores soropositivos para doenças transmitidas pelo sangue, como Chagas, sífilis, hepatite B, hepatite C, bem como as transmitidas pelo HIV e HTLVI. Dos 11976 doadores atendidos durante o período do estudo 341 (2,85%) foram positivos para DSTs, sendo mais freqüentes no sexo masculino 316 (92,67%) e estes por sua vez apresentaram co-infecções 10 (3,16%) soropositividade foi encontrada principalmente para sífilis - Anti core 4 (1,[11]27%), seguida de sífilis-HIV 2 (0,63%), sífilis-HBs-Ag 1 (0,32%), Chagas - Sífilis 1 (0,32%), Chagas - anti-core 1 (0,32%) e Sífilis - HbsAg - anti-core 1 (0,32%), o que representa 3,16% da população total.

Vizcaya-Rodríguez (Venezuela, 2019) *"Prevalência de infecções transmissíveis por transfusão no sul do estado de Lara, Venezuela"*, realizou um trabalho de investigação cujo objetivo era determinar a prevalência de qualquer infeção transmitida por transfusão em dadores de sangue que frequentaram o Hospital Dr. Egidio Montesinos na cidade de El Tocuyo durante os anos 2010-2017. Neste estudo, foram analisados 6440 soros através do teste ELISA de diferentes empresas de biotecnologia, dos quais 481 casos foram reactivos a diferentes infecções, dando uma prevalência de 7,47% para qualquer infeção transmitida por transfusão; Obteve-se uma seroprevalência de 0,66% para o HBsAg, para o anti-HBc (5,34%), para o VHC (0,17%), para a infeção por *Trypanosoma cruzi* (0,42%), para a infeção por *Treponema pallidum* (0,61%) e para o VIH (0,26%). [12]Não foram encontrados casos reactivos para o HTLV

.

Badaraco (Venezuela, 2017) *"Factores de riesgo de infecciones de transmisión sexual en donantes de sangre del Hospital*

Coromoto de Maracaibo año 2016-2017" que realizou um trabalho de investigação de tipo descritivo, prospetivo e transversal; com a aplicação de questionários especificando que a maioria destas infecções ocorrem em homens jovens e adultos precoces, através de comportamentos sociais e sexuais inadequados. Foi estudada uma população de 12.816 dadores que frequentaram o banco de sangue do Hospital Coromoto em Maracaibo durante este período de tempo, dos quais 540 testaram positivo para o VIH, sífilis ou VHB, e apenas 264 participaram nos inquéritos. [13]Os resultados foram os seguintes: 81% dos dadores eram do sexo masculino, com idades compreendidas entre os 13 e os 30 anos; 4,21% dos indivíduos apresentaram resultados positivos para um ou mais testes, sendo o mais frequente o HBV com 2% dos dadores, seguido da sífilis em 1,74% e, finalmente, a infeção pelo HIV presente em apenas 0,40%

.

Urrutia Jiménez (México, 2016) *"Seroprevalência e caraterísticas sociodemográficas de importância em dadores de sangue com testes de rastreio reactivos para HBV, HCV e HIV no Banco de Sangue Central CMN La Raza".* Foi realizado um estudo observacional, retrospetivo, transversal e descritivo para determinar a seroprevalência e as caraterísticas sociodemográficas dos dadores com testes de rastreio reactivos ao HBV, HCV e HIV no Banco Central de Sangue do Centro Médico Nacional La Raza. Foram analisados 500.473 dadores do BCS CMN LA RAZA durante o período de janeiro de 2011 a dezembro de 2015. A seroprevalência mais elevada foi observada para o VHC com 0,055%, seguida do VIH com 0,039% e, finalmente, do VHB com 0,027%. As caraterísticas sócio-demográficas mais importantes nos dadores com serologia positiva para os agentes virais estudados foram o grupo etário, a escolaridade e o estado civil. Os vírus hepatotrópicos apresentaram caraterísticas semelhantes, como idade superior a 41 anos, estado civil casado e escolaridade secundária. [14]O VIH tem um comportamento diferente, com maior frequência no grupo com idade inferior a 40 anos, estado civil solteiro e ensino superior.

Daza Bolaño, N. (Colômbia, 2016). *"Prevalência de infecções em doadores de sangue na Universidade Industrial de Santander*

versus parques na cidade de Bucaramanga, 2014" foi realizado um estudo transversal no qual foram avaliados 3758 resultados de doações de sangue em campanhas de coleta de sangue nos parques Plaza Cívica, Santander e San Pío na área metropolitana de Bucaramanga. Posteriormente, foram analisados no banco de sangue do Hospital Universitário de Santander, para determinar a prevalência das infecções transmitidas por transfusão de sangue, analisadas no estudo: sífilis, Vírus Linfotrópico de Células T Humanas, HIV, Chagas, Hepatite B e C. [15]Os resultados foram: 187 serologias positivas no total, com 78 casos positivos de sífilis, 20 de Chagas, 81 de Hepatite B, 13 de Hepatite C, 6 de VIH e 10 de HTLV
.

Salas Ponce, P. (Peru, 2015) *"Seroprevalência de marcadores de infecções transmissíveis por transfusão no Banco de Sangue do Hospital Nacional Arzobispo Loayza entre janeiro de 2011 e dezembro de 2014".* Os resultados mostram que a população base era constituída por 34245 dadores, 8,97% tinham pelo menos um teste de rastreio positivo. Os marcadores mais prevalentes foram HBcAc (4,6%), sífilis (1,88%) e HTLV (0,89%), seguidos de HIV (0,17%), antigénio de superfície da Hepatite B (0,36%), Chagas (0,25%), Hepatite C (0,82%). [16]Concluiu que as prevalências encontradas coincidem com as relatadas noutros estudos nacionais.

Concepción-Zavaleta, M (Peru, 2014) *"Frequência de marcadores serológicos de infecções transmissíveis por transfusão de sangue em dadores voluntários num hospital de Trujillo, Peru 2014".* Desenharam um estudo transversal, no qual avaliaram 6.000 dadores, dos quais, por auto-exclusão e exame físico, restaram 4.000 dadores, dos quais 10% eram dadores voluntários, pelo que 418 dadores voluntários foram considerados como tamanho da amostra no estudo. Os resultados revelaram uma taxa de prevalência de seropositividade nos dadores de sangue de 2,4%. O vírus da hepatite B teve a prevalência mais elevada, com uma taxa de 1,44%. A segunda causa mais frequente de seropositividade foi a sífilis, com uma taxa de prevalência de 0,72%. As taxas de prevalência do VIH, do VHC e do HTLV I-II foram de 0,24% cada.

A taxa de prevalência da doença de Chagas foi de 0%. [17]Conclui-se, portanto, que a prevalência de doenças transmissíveis por transfusão de sangue na localidade não difere significativamente da encontrada nos demais hospitais do país.

Jeél Moya e Edward Julcamanyan (Peru, 2014) *"Seroprevalência de marcadores infecciosos causadores de perdas por hemodose no Serviço de Banco de Sangue do Hospital Nacional Docente Madre Niño San Bartolomé de janeiro de 2008 a dezembro de 2013"* Objetivo: Determinar a seroprevalência de marcadores infecciosos causadores de perdas por hemodose no Serviço de Banco de Sangue do Hospital Nacional Docente Madre-Niño San Bartolomé de janeiro de 2008 a dezembro de 2013. Material e Métodos: Estudo retrospetivo, transversal e descritivo. O critério de inclusão foi a realização de hemodontias completas sem complicações que cumprissem os critérios de qualidade e regulamentação do PRONAHEBAS. A análise dos dados foi realizada em três processos básicos: codificação, tabulação e construção de tabelas e gráficos. A técnica utilizada para a verificação estatística dos resultados foi o analisador estatístico SPSS versão 20.0. Resultados: Foram encontrados: 4,63% para HBcAb, 1,78% para sífilis, 1,21% para HTLV I-II e 5,31% para outros marcadores serológicos, num total de 11399 dádivas completas. A prevalência global foi de 9,36% para todos os marcadores, resultando numa perda de 1016 dádivas; 457,2 litros de sangue e 61.893,28 USD perdidos. As associações mais frequentes entre os marcadores infecciosos foram: HBcAb com sífilis e HBsAg e os três componentes explicativos da variância foram associados por cronicidade e epidemias concentradas nas populações, por exposição ocupacional e por relação sub-rogatória. Conclusão: A prevalência encontrada demonstrou a má qualidade dos dadores de sangue e o grande impacto económico dos produtos sanguíneos descartados mostram as limitações da cadeia de doação. [18]Assim, é aconselhável continuar com campanhas de educação para a saúde, boas práticas em medicina transfusional e seleção de dadores de sangue para prevenir infecções transmissíveis por transfusão, aumentar o fornecimento de sangue sem colocar o recetor em risco e sem novas dádivas, e reduzir o custo económico perdido por dádiva.

Flores Pichardo (México, 2014) *"Prevalência de hepatite B em dadores de sangue total do Banco de Sangue do Hospital Geral Regional 25 identificada através de testes simultâneos HBsAG e Anti-HBc"* Este é um estudo observacional, comparativo, transversal, retrospetivo, no qual foi realizada uma revisão dos resultados da sorologia viral de dadores de sangue total do BSHGR25, com os resultados que durante o período de estudo de janeiro de 2005 a dezembro de 2012, 47 doadores foram registrados.[19]Foram registados 012 dadores no BSHGR25, dos quais 71 foram reactivos ao HBsAg, calculando uma prevalência de 0,15% de dadores com reatividade a este marcador .

Ortiz Arauz (Equador, 2014). *"Seroprevalência de doenças infecciosas transmitidas pelo sangue em dadores que frequentam o banco de sangue do Hospital Maternidade Enrique C. Sotomayor de janeiro de 2006 a dezembro de 2012"* Esta investigação foi realizada com o objetivo de estabelecer a seroprevalência de marcadores infecciosos em amostras de sangue de 68.909 dadores aparentemente saudáveis que frequentaram o Banco de Sangue do Hospital Maternidade Enrique C. Sotomayor em Guayaquil de janeiro de 2006 a dezembro de 2012. Foi realizada uma análise estatística do software do Banco de Sangue da Junta de Beneficencia de Guayaquil, foram incluídos todos os dadores, dos quais 2226 foram positivos para qualquer agente patogénico, as amostras foram analisadas pelo método ELISA de terceira e quarta geração para identificar o antigénio de superfície (HBsAg), anticorpos contra o vírus da hepatite C (VHC), anticorpos contra o vírus da imunodeficiência humana (VIH), anticorpos contra o citomegalovírus (CMV), anticorpos contra o *Trypanosoma cruzi* e anticorpos treponémicos contra a sífilis (VDRL). Resultados: Foram determinadas as seguintes prevalências: VDRL (1,23%), HCV (0,32%), HBV (0,58%), CMV (0,26%), HIV (0,37%) e doença de Chagas (0,46%). [20]Além disso, a população classificada como de alto risco de transmissão de infecções era da província de Guayas e do sexo masculino.

BASE TEÓRICA

DOENÇAS INFECCIOSAS TRANSMITIDAS POR TRANSFUSÃO

[16]O risco de doenças infecciosas bacterianas através da transfusão de sangue é mais frequente nos países desenvolvidos, mas nos países em desenvolvimento a incidência é a mesma para qualquer agente infecioso, seja ele viral, bacteriano ou parasitário; isto deve-se à diversidade geográfica, aos tipos de habitat e aos grupos populacionais onde os estudos foram realizados e a percentagem de infecções através da transfusão de sangue e seus derivados não é muito encorajadora .

[21]Os primeiros casos de transfusão de infecções virais no mundo foram relatados em 1943 e os estudos laboratoriais para o rastreio do sangue começaram em 1969 com a identificação do antigénio de superfície do vírus da hepatite B (VHB), mas atualmente, a transfusão de componentes sanguíneos ainda não pode ser realizada sem algum risco residual .

Embora não tenha sido possível controlar totalmente a transmissão de infecções transmitidas por transfusão, a Organização Mundial de Saúde (OMS) tem estado vigilante na imposição do rastreio obrigatório de marcadores infecciosos em todo o sangue e produtos sanguíneos de dadores voluntários, sendo dada prioridade ao processamento para [21]antigénio de superfície da hepatite B (AgHBs) e antigénio central (anti-HBc), anticorpos contra o VIH tipo I e/ou II (anti-HIV1 e anti-HIV 2), anticorpos contra o vírus da hepatite C (anti-HCV) e serologia da sífilis .

Da mesma forma, é essencial ter em conta a falta de programas e de educação da população por parte das organizações de saúde locais sobre este tipo de doenças transmitidas por transfusão, que geralmente também são transmitidas por via sexual; é isto que faz com que o número de pessoas infectadas por transfusão aumente todos os dias sem qualquer compromisso real por parte destas organizações e dos indivíduos da comunidade afetada. [21]Assim, com um melhor controlo das doenças transmissíveis por transfusão, este método terapêutico pode ser utilizado para salvar vidas, pois é um mecanismo utilizado em situações de emergência nos hospitais de todo o mundo.

[22]Outro aspeto importante é o facto de as infecções transmissíveis por transfusão serem muito variadas e, se for feita uma revisão, é evidente que, desde 1995, foram comunicados quatro novos vírus em estudos publicados que também são transmissíveis por transfusão de sangue, tais como o vírus da hepatite G (HHV), o vírus transmissível por transfusão (TTV), o vírus do herpes humano tipo 8 (HHV-8) e o SEN-V2 .

Entre o grupo de agentes biológicos que satisfazem os critérios para serem agrupados como microrganismos causadores de infecções transmitidas por transfusão encontram-se os vírus: Vírus da hepatite B (HBV), vírus da hepatite C (HCV), vírus da hepatite A (HAV), vírus da hepatite D (HDV), vírus da hepatite E (HEV), vírus da imunodeficiência humana (HIV 1 e 2), HTLV I/II, citomegalovírus, vírus Epstein-Barr (EBV), parvovírus B 19, SARS, TTV, vírus do Nilo Ocidental; Parasitas: [23]*Plasmodium, Trypanosoma cruzi, Babesia microfti, Leishmania, Toxoplasma gondii;* Bactérias: *Staphylococcus aureus, B. diphtheroides,* micrococos, *Pseudomonas aeruginosa,* acromobactérias, coliformes, *Salmonella, Yersinia enterocolitica, Serratia marsenses, Treponema pallidum, Brucella, Borrelia burgdorferi;* Outros: Priões .

No presente estudo, quando se mencionam as doenças transmitidas por transfusão, faz-se referência às doenças de rastreio obrigatório causadas por agentes biológicos como o VIH, o vírus da hepatite B, o vírus da hepatite C, o HTLV-1, a espiroqueta *Treponema pallidum* e o parasita *Trypanozoma cruzi*, que se analisam a seguir:

VÍRUS DA IMUNODEFICIÊNCIA HUMANA (HIV)

É um lentivírus que tem uma predileção por infetar linfócitos CD4, replica-se agressivamente e torna-se crónico. [24]Devido ao seu linfotropismo, desencadeia uma imunossupressão acentuada no hospedeiro, não tanto pela destruição dos linfócitos CD4, mas pela interferência que provoca no sistema imunitário, provocando infecções por germes oportunistas, perturbações neurológicas e cancro, o que é conhecido como síndrome da imunodeficiência

(SIDA) .

A fisiopatologia desenvolve-se a partir da entrada do vírus na célula e da interação com o CD4 e os receptores de quimiocinas CCR5 ou CXCR4; inicialmente interage com a gp120 e o recetor CD4 induz

A gp41 sofre alterações conformacionais e expõe os domínios V3 que formam o domínio de ligação da gp120 e os receptores de quimiocinas; isto conduz a outras alterações na estrutura da gp41 que expõem a região N-terminal e lhe permitem ancorar-se à membrana plasmática. [24]Uma vez fundidas as membranas viral e celular, o nucleocapsídeo é internalizado e o genoma viral é libertado.

O processo de síntese de ADN a partir do ARN viral ou retrotranscrição é realizado pelo complexo enzimático da transcriptase reversa, mas, num linfócito não ativado, a retrotranscrição ocorre de forma incompleta e é degradada em 3-15 dias pelas nucleases celulares. A ativação da célula infetada é necessária para completar a síntese; quando o ADN proviral está completo, o complexo de pré-integração é formado e transportado para o núcleo da célula hospedeira, onde é integrado no genoma e forma o provírus do VIH. [24]O ADN não integrado, que representa cerca de 90% do ADN viral, constitui o reservatório nos linfócitos circulantes, aguardando ativação para completar o ciclo.

O principal fator celular envolvido na transição da latência viral para a reativação é o NF-κB, uma família de proteínas que regula a expressão de múltiplos genes celulares envolvidos nos processos de reconhecimento e ativação imunitários. [24]Este fator não existe na forma ativa nas células CD4 em repouso e é induzido no decurso dos processos de ativação imunitária.

VÍRUS DA HEPATITE B

O vírus *da hepatite B* é um vírus de ADN hepatotrópico, pertencente à família *Hepadnaviridae.* Tem a capacidade de infetar o ser humano, sendo este o único reservatório capaz de infetar outros; tem a forma de uma esfera com um invólucro lipoproteico constituído por várias proteínas, sendo a principal o antigénio de superfície S (HBsAg). Este invólucro envolve o capsídeo formado pelo antigénio *do núcleo* (HBcAg) e uma série de proteínas solúveis do tipo HBcAg excretadas, formadas pelo antigénio e (HBeAg). [25]O capsídeo envolve o genoma do vírus, a ADN polimerase .

O VHB entra no hepatócito através da ligação de proteínas de superfície a receptores na própria célula e o capsídeo é subsequentemente libertado para o citoplasma. No citoplasma, o vírus é descapsidado e o seu ADN é transportado para o núcleo. [25]É inicialmente convertido em ADN circular de cadeia dupla fechado por ligações covalentes (cccDNA) devido à ação das polimerases do vírus e do hospedeiro.

A infeção pelo vírus da hepatite B é uma das doenças infecciosas mais comuns no mundo e uma das mais amplamente distribuídas geograficamente. O VHB é responsável por uma elevada taxa de morbilidade e mortalidade em todo o mundo, quer devido a uma infeção aguda (hepatite fulminante) quer crónica (cirrose ou hepatocarcinoma), e apresenta padrões serológicos específicos em função da fase da infeção. Os marcadores serológicos utilizados por rotina são determinados por ensaio de imunoabsorção enzimática (ELISA) e incluem: [25]HBsAg, anti-HBs, anti-HBc (total e IgM), HBeAg e anti-HBe .

VÍRUS DA HEPATITE C

O vírus *da hepatite C* é um vírus RNA, da família *Flaviviradae,* género *Hepacivirus,* cuja replicação é exclusiva dos hepatócitos e, como não é um vírus citopático, tem a particularidade de ser um vírus que causa doença crónica persistente. O virião do VHC tem um genoma de ARN, rodeado por um capsídeo icosaédrico (Core) e um envelope contendo 2 glicoproteínas, E1 e E2. [26]As partículas virais têm cerca de 50 nm de diâmetro e o núcleo cerca de 30 nm; o ARN funciona como mensageiro e a sua tradução conduz a um precursor poliprotéico a partir do qual são produzidas as várias proteínas funcionais, estruturais e não estruturais, por ação de proteases codificadoras celulares e virais.

Uma caraterística muito importante do VHC é a variabilidade

genética ou o elevado grau de heterogeneidade das sequências genómicas e, por conseguinte, das proteínas codificadas. Esta particularidade do vírus torna-o persistente na conceção de vacinas e na conceção e interpretação de métodos de diagnóstico. [26]Para a deteção de anticorpos, as técnicas de imunoensaio enzimático (EIA) são habitualmente utilizadas, uma vez que são pouco dispendiosas, de execução prática e adaptadas aos sistemas automatizados actuais; para os métodos moleculares, os testes quantitativos de medição da carga viral e de genotipagem são utilizados para avaliar a doença pelo VHC e para estabelecer um prognóstico da eficácia do tratamento e monitorizar a resposta ao tratamento.

VÍRUS LINFOTRÓPICO HUMANO TIPO 1 (HTLV-1)

O vírus linfotrópico humano tipo 1 (HTLV-1) pertence à família *Retroviridae* e à subfamília *Oncovirinae,* que se caracteriza pelo envolvimento dos linfócitos CD4 e, por isso, está associado a complicações como o linfoma e a leucemia de células T em adultos. [8]Em particular, a concentração do vírus no plasma é bastante baixa, pelo que a transmissão ocorre quando há contacto com linfócitos infectados, o que pode acontecer através de amamentação prolongada, relações sexuais e transfusões de sangue .

[8]É sabido que a sua principal complicação são as doenças neoplásicas; no entanto, ao interferir com a reprodução dos linfócitos T, pode causar várias patologias inflamatórias como consequência desta disfunção (como a paraparésia espástica tropical, uveíte, tiroidite e alveolite), bem como complicações infecciosas (estrongiloidíase, sarna, tuberculose, entre outras) .

Treponema pallidum (SIFILIS)

Treponema pallidum subespécie *pallidum.* Trata-se de uma espiroqueta muito fina, que não pode ser observada pela coloração de Gram; o *T. pallidum* não se desenvolve em meios de cultura bacteriológicos, é sensível à dessecação e é rapidamente inactivado por agentes desinfectantes. [27]Este microrganismo é único na medida em que não é citopático, possui lipopolissacáridos não tóxicos (LPS) e não possui exotoxinas, nem liberta produtos com atividade enzimática.

O seu mecanismo de evasão é representado pela sua capacidade de formar uma camada insolúvel e de se revestir com proteínas do hospedeiro para escapar ao sistema imunitário. Liga-se à fibronectina dos monócitos através de uma adesina que possui e esta ligação ativa as moléculas de adesão dos monócitos e o início de um processo que conduz à endoarterite obliterativa de pequenos vasos. [27]A ligação destes receptores produz uma resposta do sistema imunitário do hospedeiro, que desconhece a sua própria fibronectina, gera-se uma resposta humoral, anticorpos que atacam os tecidos do hospedeiro e, assim, *o Treponema pallidum* tem a capacidade de atravessar os tecidos, incluindo a placenta.

Trypanosoma cruzi (DOENÇA DE CHAGAS)

A doença de Chagas (também conhecida como tripanossomíase americana) pode ser descrita como uma parasitemia causada pelo protozoário *Trypanosoma cruzi*. [28]A principal via de transmissão é através de triatomíneos, como *Rhodnius prolixus, Triatoma maculata e Panstrongylus geniculatus,* principalmente na Venezuela .

Esta forma de transmissão ocorre pelo contacto de material fecal de triatomíneos contendo parasitas com o orifício cutâneo produzido pela picada do inseto para sugar o sangue, ou pela deposição de fezes nas membranas mucosas do hospedeiro. A transmissão oral também é possível, através da ingestão de alimentos contaminados. [28]Outras vias incluem a transfusão de sangue, a transmissão congénita, o transplante de órgãos e a transmissão relacionada com acidentes laboratoriais ou profissionais em profissionais de saúde.

TERMOS BÁSICOS

[29]INFECÇÃO: Fenómeno que ocorre na presença de um agente patogénico, caracterizado por uma resposta inflamatória à presença de microrganismos ou pela invasão dos tecidos normalmente estéreis do hospedeiro por esses microrganismos .

[30]INFECÇÕES TRANSFUSIONAIS: As infecções

transmissíveis por transfusão, para serem agrupadas nesta categoria e representarem um perigo para a saúde pública, devem reunir determinadas caraterísticas biológicas, entre outras, estar presentes no sangue e serem transmitidas parentericamente de forma eficaz, pertencer ao grupo das doenças endémicas na população dadora, ser um agente biológico estável nas condições de conservação dos componentes sanguíneos e causar uma doença definida.

DADOR VOLUNTÁRIO: Um dador voluntário é uma pessoa com sentido social e empático, que compreende a necessidade de doações de sangue, que doa sangue, plasma ou derivados do sangue por escolha e vontade própria, sem qualquer pagamento ou recompensa. [17]A sua motivação é ajudar os outros e não recebe qualquer benefício pessoal.

QUADRO TEÓRICO OPERACIONAL

HIPÓTESE

As doenças infecciosas transmitidas pelo sangue são frequentes em dadores de sangue no Hospital Coromoto em Maracaibo, no período de julho de 2019 a julho de 2020.

SISTEMA VARIÁVEL

Variáveis dependentes: Sorologia para HIV, HBsAg, anti-HBc, HCV, HTLV-1, sífilis e doença de Chagas.
Variáveis independentes: idade, sexo, origem.

DOENÇAS TRANSMITIDAS POR TRANSFUSÃO

Definição concetual: De acordo com a Organização Mundial de Saúde (OMS) e a Organização Pan-Americana de Saúde (OPAS), as doenças transmitidas por transfusão são processos infecciosos transmitidos pelo sangue e pelos produtos sanguíneos e são de grande relevância por constituírem um problema de saúde pública, Vírus da imunodeficiência humana (HIV), vírus da hepatite B (HBV), vírus da hepatite C (HCV), vírus linfotrópico humano tipo 1 (HTLV-1), sífilis *(Treponema pallidum)* e doença de Chagas *(Trypanosoma cruzi).*

Definição operacional: Amostras de dadores voluntários aparentemente saudáveis seropositivos para o vírus da imunodeficiência humana (VIH), o vírus da hepatite B (VHB), o vírus da hepatite V (VHC), o vírus linfotrópico humano tipo 1 (HTLV-1), *o Treponema pallidum* e *o Trypanosoma cruzi.*

VÍRUS DA IMUNODEFICIÊNCIA HUMANA (HIV)

Definição concetual: O vírus da imunodeficiência humana (VIH) é um lentivírus da *família Retroviridae que* provoca a Síndrome da Imunodeficiência Adquirida (SIDA). A infeção caracteriza-se por uma depressão progressiva do sistema imunitário devido ao facto de o vírus atacar as células do organismo hospedeiro, principalmente os linfócitos T CD4+. São conhecidas duas estirpes no mundo, o VIH1 e o VIH-2. [24]O vírus foi isolado da maioria dos fluidos corporais humanos.

Definição operacional: O vírus da imunodeficiência humana (VIH) é constituído por duas estirpes reconhecidas (VIH-1 e VIH-2). O diagnóstico será feito no momento de uma reação positiva ao teste ELISA de quarta geração (HIV) em duas ocasiões, de acordo com a marca disponível no Banco de Sangue do Hospital Coromoto de Maracaibo (por exemplo, Litmus®, Stadia®, Bioline®, Murex®).

VÍRUS DA HEPATITE B (HBV)

Definição concetual: A hepatite B é uma infeção hepática potencialmente fatal causada pelo vírus da hepatite B (VHB). Pode causar doença hepática crónica e comporta um risco elevado de morte por cirrose e cancro do fígado. [25]O vírus é transmitido pelo contacto com o sangue ou outros fluidos corporais de uma pessoa infetada.

Definição operacional: A infeção pelo vírus da hepatite B (VHB) é caracterizada por níveis séricos elevados de ADN do VHB; o diagnóstico da hepatite B aguda baseia-se na deteção do HBsAg e do anti-HBc, de acordo com a marca disponível no Banco de Sangue do Hospital Coromoto de Maracaibo (por exemplo, Litmus®, Stadia®, Bioline®, Murex®).

VÍRUS DA HEPATITE C (HCV)

Definição concetual: O vírus da hepatite C (VHC) tem um genoma de ARN, da família *Flaviviridae*, rodeado por um capsídeo icosaédrico (Core) e um envelope que contém 2 glicoproteínas, E1 e E2. [26]Devido à sua capacidade de persistir mesmo na presença de uma boa resposta imunitária humoral e celular do hospedeiro, consequência da elevada taxa de mutação que facilita os mecanismos de fuga, bem como da elevada produção e eliminação dos viriões do VHC, é considerada uma infeção grave.

Definição operacional: Por método ELISA de quarta geração, de acordo com a marca disponível no Banco de Sangue do Hospital Coromoto de Maracaibo (ex.: Litmus®, Stadia®, Bioline®, Murex®).

HTLV-1

[8]Definição concetual: O HTLV-1 pertence à família *Retroviridae* e à subfamília *Oncovirinae* e caracteriza-se pelo envolvimento dos linfócitos CD4, que está associado a complicações neoplásicas, bem como a síndromes inflamatórias e complicações infecciosas numa minoria de doentes que podem apresentar manifestações .

Definição operacional: os anticorpos contra o vírus são detectados através de testes ELISA de quarta geração, de acordo com a marca disponível no Banco de Sangue do Hospital Coromoto de Maracaibo (por exemplo, Litmus®, Stadia®, Bioline®, Murex®).

SÍFILIS

Definição concetual: A sífilis é uma doença infecciosa com envolvimento sistémico causada pelo microrganismo *Treponema pallidum* subespécie *pallidum,* pertencente à ordem *Spirochaetales,* família *Spirochaetaceae.* [27]A infeção causada é a sífilis, que pode ser adquirida por contacto sexual, congenitamente através da placenta, por transfusão de sangue humano contaminado e por inoculação direta acidental .

Definição operacional: os anticorpos contra a espiroqueta são detectados por ELISA de quarta geração, de acordo com a marca disponível no Banco de Sangue do Hospital Coromoto de Maracaibo (por exemplo, Litmus®, Stadia®, Bioline®, Murex®).

DOENÇA DE CHAGAS

      Definição concetual: A tripanossomíase é causada pelo protozoário *Trypanosoma cruzi*. Esta patologia caracteriza-se por uma apresentação clínica aguda que pode ser sintomática, oligossintomática ou assintomática. [28]Nos casos crónicos, podem ser evidentes manifestações cardiológicas, digestivas e neurológicas.

      Definição operacional: o método de deteção do parasita é o ELISA de quarta geração, de acordo com a marca disponível no Banco de Sangue do Hospital Coromoto de Maracaibo (por exemplo, Litmus®, Stadia®, Bioline®, Murex®).

SISTEMATIZAÇÃO DAS VARIÁVEIS

Objetivo geral: Determinar a soroprevalência de doenças infecciosas transmitidas pelo sangue em doadores do banco de sangue do Hospital Coromoto de Maracaibo-Venezuela, no período de julho de 2019 a julho de 2020.				
Objectivos	**Variáveis**	**Dimensões**	**Indicadores**	**Categorias**
Determinar a frequência de cada uma das doenças transmitidas pelo sangue em dadores do banco de sangue do Hospital Coromoto em Maracaibo, Venezuela, no período 20192020.	Doenças transmitidas por transfusão VHB VHC VIH HTLV-1 SÍFILIS CHAGAS	Indicadores Imunológico e serológico	ELISA	Qualitativo POSITIVO NEGATIVO

Determinar a distribuição dos dadores com serologia positiva para infecções sexualmente transmissíveis de acordo com o sexo.	Sexo	Inquérito	Masculino Feminino	Qualitativo
Determinar a distribuição dos dadores com serologia positiva para infecções sexualmente transmissíveis de acordo com a idade	Idade em anos	Inquérito	Grupos etários	Qualitativo

Determinar a distribuição dos dadores com serologia positiva para infecções sexualmente transmissíveis de acordo com a origem.	Origem por município ou estado	Inquérito	Município do estado de Zulia de onde provém	Qualitativo
Determinar se existe uma relação entre a presença de doenças infecciosas transmitidas pelo sangue em	Relação entre variáveis	Relação entre variáveis	Qui-quadrado	Qualitativo p<0,05

doadores de		qualitativo	Correlação de	Direto
banco de sangue do Hospital Coromoto em Maracaibo-Venezuela, no período de julho de 2019 a julho de 2020 e as variáveis sociodemográficas do mesmo.		Correlação	Spearman	Indireta

TIPO DE INVESTIGAÇÃO

A presente investigação é um estudo retrospetivo, transversal, não-experimental, descritivo e descritivo.

CONCEPÇÃO DA INVESTIGAÇÃO

A conceção da investigação é não-experimental e transversal.

POPULAÇÃO E AMOSTRA

A população total foi composta por doadores voluntários que compareceram ao Banco de Sangue do Hospital Coromoto de Maracaibo no período de julho de 2019 a julho de 2020. Eles atendem aos critérios de inclusão e exclusão do estudo.

RECOLHA DE DADOS

CRITÉRIOS DE INCLUSÃO E EXCLUSÃO:

CRITÉRIOS DE INCLUSÃO

- De ambos os géneros, independentemente da etnia.
- Indivíduos com peso superior a 55 kg.
- Idade entre 18 e 60 anos.
- Sem patologias associadas: cardiovasculares, metabólicas, auto-imunes.
- Assinar o formulário de consentimento informado.

CRITÉRIOS DE EXCLUSÃO

- Dadores com menos de 18 e mais de 60 anos de idade.
- Indivíduos com peso inferior a 55 kg
- Com um historial médico de uma doença sexualmente transmissível.
- Indivíduos com tatuagens e/ou piercings.
- Mulheres, não grávidas, a amamentar ou menstruadas
- Que manifestem o seu desejo de não continuar a estudar.

INSTRUMENTOS

Nesta investigação, foi elaborado um formulário de recolha de dados que incluía: história clínica: idade, sexo, local de residência, exames laboratoriais.

PROCEDIMENTO E MÉTODOS

RECOLHA DE AMOSTRAS

As amostras de sangue foram obtidas por punção venosa, recolhidas em tubos sem anticoagulantes e centrifugadas a 3000 r.p.m. durante 10 minutos para recolha de soro e posterior análise.

ANÁLISE DE DADOS

Os resultados obtidos foram introduzidos em dados Excel para posterior análise estatística. Foram calculados a média e o desvio padrão dos valores quantitativos e qualitativos. Os resultados finais são expressos em gráficos, utilizando números, percentagens e valores absolutos. As variáveis qualitativas foram analisadas através do teste do qui-quadrado de Pearson. O índice de confiança foi de 95% e um valor de probabilidade inferior a 0,05 ($p < 0,05$) foi considerado significativo. Para o efeito, foi utilizado o programa estatístico SPSS for Windows, versão 21.0, 2014. Chicago, Illinois, EUA.

CONSIDERAÇÕES ÉTICAS

Esta investigação está em conformidade com os quatro princípios da bioética, estabelecidos por Beauchamp e Childress em 1979 com o objetivo de regular o respeito pelo ser humano e por todos os direitos humanos.

Nesta ordem de ideias, o primeiro princípio, o respeito pela autonomia, será cumprido, uma vez que a privacidade dos indivíduos que farão parte deste estudo será respeitada, uma vez que os dados não serão divulgados.

Os dados recolhidos também foram utilizados com os seus dados pessoais e foram informados sobre a utilização dos dados através de um formulário de consentimento informado.

O próximo dos princípios, a não maleficência, deve ser

executado não infligindo intencionalmente a morte, a dor, a lesão ou o sofrimento aos dadores que farão parte do estudo.

Por uma questão de justiça, todos os dados recolhidos nesta investigação serão feitos sem distinção de género, etnia, cultura, ideologia ou classe social, proporcionando a todos os dadores as mesmas condições.

E, por último, a lógica da beneficência, uma vez que os resultados desta investigação serão úteis tanto para os profissionais de saúde pública como para as autoridades de vigilância epidemiológica, que, em conjunto, poderão prestar cuidados às comunidades mais afectadas por estas doenças.

O estudo será revisto e será solicitada a aprovação do Comité de Bioética da Academia Militar de Medicina (AMMED) e do Hospital Coromoto de Maracaibo. Para o armazenamento posterior dos dados da amostra, será pedida a colaboração voluntária da população e das autoridades, sublinhando a confidencialidade do estudo.

CAPÍTULO 4: QUADRO ADMINISTRATIVO

RECURSOS HUMANOS

Nome	Profissão	Instituição	Carga	Responsabilidade
ALF.AUX/VI Angelica Mujica	Estudante de medicina	Academia Militar de Medicina	Escritor de teses	Autor
GM/VI Génesis Bolívar	Estudante de medicina	Academia Militar de Medicina	Escritor de teses	Autor
Dr. Rafael Villalobos	Doutor em Ciências médicas	Academia Militar de Medicina Hospital de Coromoto	Professor investigador	Tutor académico e análise estatística
Dr. Ricardo Atenção	Doutoramento em Ciências Biológicas	Academia Militar de Medicina Hospital de Coromoto	Investigador	Tutor metodológico

RECURSO MATERIAL
- Máquinas de moldagem por injeção
- Algodão
- Álcool
- Testes ELISA de quarta geração, sujeitos a disponibilidade

RECURSOS INSTITUCIONAIS
- Banco de Sangue do Hospital Coromoto de Maracaibo
- Academia Militar de Medicina

CALENDÁRIO DAS ACTIVIDADES

	ACTIVIDADES	DATA
1.	Receção do projeto (Unidade de Investigação AMMED)	28/06/20-10/07/20
2.	Revisão do projeto (Comité Académico da AMMED)	11/07/20-15/09/20
3.	Entrega da aprovação dos projectos aos estudantes de tese (Comité Académico AMMED).	15/09/20-20/09/20
4.	Nomeação dos jurados (Unidade de Investigação AMMED)	20/09/20-25/09/20
5.	Envio de projectos ao Comité de Bioética dos diferentes hospitais (Unidade de Investigação AMMED).	25/09/20-30/09/20
6.	Relatório de progresso (exposição do problema, quadro teórico, quadro jurídico, quadro metodológico)	15/11/20-30/11/20
7.	Análise dos progressos (Unidade de Investigação AMMED)	01/12/20-10/12/20
8.	Apresentação dos progressos (instrumento, resultados, discussão e conclusões)	20/01/21-30/01/21
9.	Análise dos progressos (Unidade de Investigação AMMED)	31/01/21-10/02/21
10.	Entrega do manuscrito final pelos Ensigns à Unidade de Investigação.	15/03/21-01/04/21
11.	Apresentação dos manuscritos aos jurados (Unidade de Investigação AMMED)	01/04/21-15/04/21
12.	Apresentação das considerações do júri	01/05/21-05/05/21
13.	Entrega das correcções à unidade de investigação	20/05/21-25/05/21
14.	Apresentação do projeto de diploma especial	01/06/21-11/06/21

CAPÍTULO 5: ANÁLISE DOS RESULTADOS

Foram estudados 3846 dadores voluntários durante o período de 2019-2020, dos quais se estimou um total de 133 serologias positivas para qualquer um dos testes de rastreio realizados no Banco de Sangue do Hospital de Coromoto, representando 3,45% da população de dadores neste período, como mostra o gráfico n.º 1.

Figura n.º 1: População e amostra

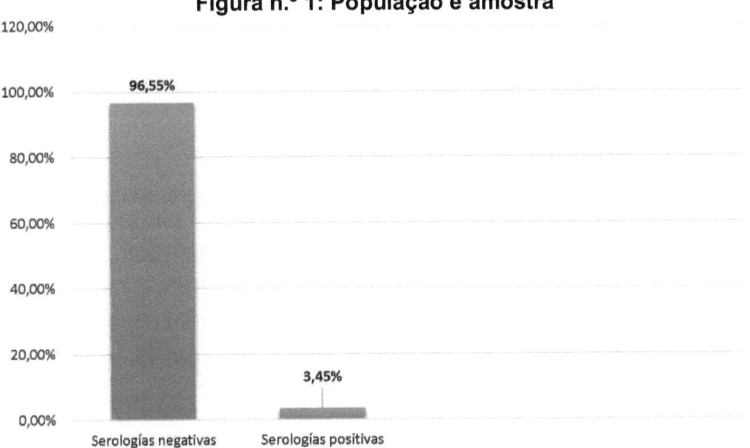

Fonte: Banco de Sangue do Hospital Coromoto de Maracaibo.

Na mesma linha, foram documentados 5 casos de dadores que apresentaram resultados positivos em mais do que uma serologia, o que corresponde a 0,13%. Tal como descrito no gráfico n.º 2.

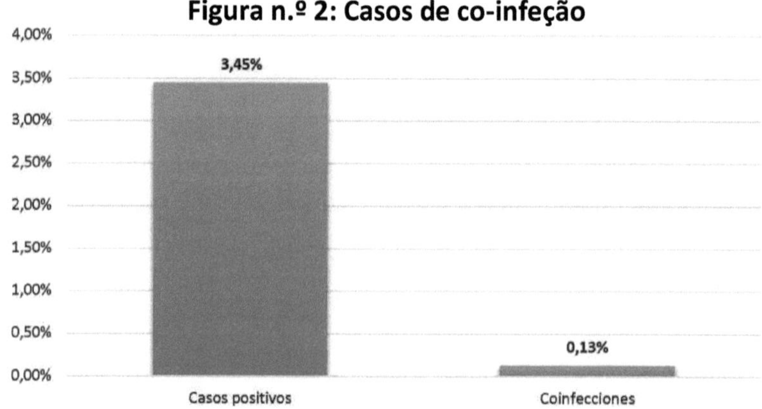

Fonte: Banco de Sangue do Hospital Coromoto de Maracaibo.

Da mesma forma, do total de indivíduos estudados, 128 foram positivos a uma ou mais serologias, com um total de 121 casos do sexo masculino, o que corresponde a 94,5%, em oposição aos restantes 7 casos do sexo feminino (5,5%), como mostra o gráfico n.º 3.

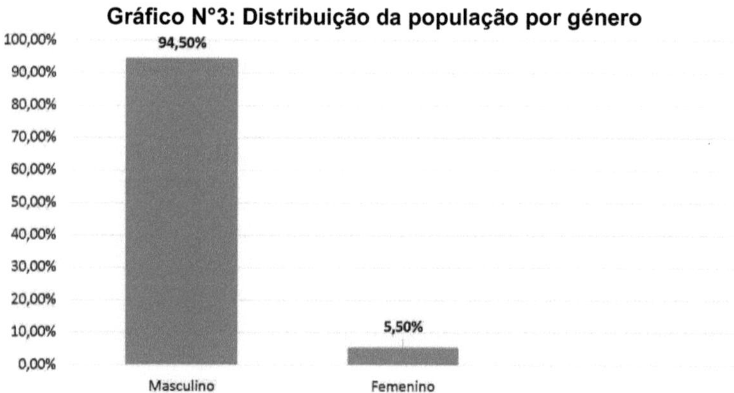

Fonte: Banco de Sangue do Hospital Coromoto de Maracaibo.

O gráfico 4 mostra a distribuição por faixa etária, sendo que a maior percentagem de casos positivos (32%) se encontra na faixa etária dos 36-45 anos, correspondendo a 41 casos, seguindo-se as faixas etárias dos 26-35 e 46-60 anos, com um total de 35 casos cada (27,3%), e a faixa etária dos 18-25 anos com 13,3%, com 17 casos.

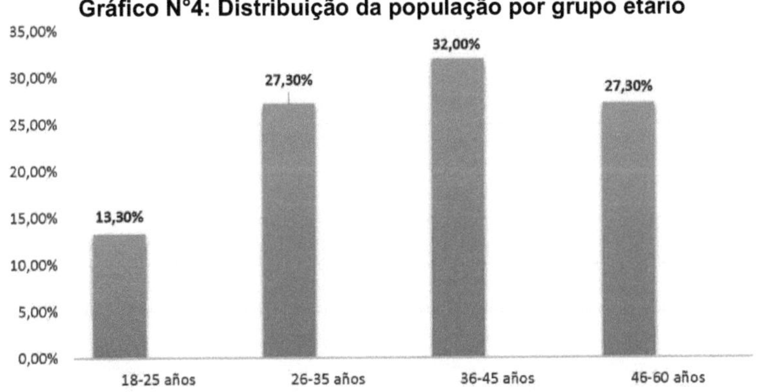

Gráfico N°4: Distribuição da população por grupo etário

Fonte: Banco de Sangue do Hospital Coromoto de Maracaibo.

Relativamente ao número total de casos positivos para qualquer uma das serologias estudadas segundo a sua origem, o município mais relevante foi Maracaibo com 79 casos, representando 61,7% da amostra total; seguido de Cabimas onde foram encontrados 11 indivíduos, o que se traduz em 8,6%; Em terceiro lugar ficou o município de San Francisco com um total de 8 casos, representando 6,3%; seguido de Santa Rita, Los Puertos e Mara com 5 casos, equivalentes a 3,9% cada; depois Simón Bolívar, La Cañada e os de outros estados do país, com 3 casos, representando 2,3%. O restante dos municípios citados apresentou 1 caso, equivalente a 0,8% da amostra em estudo, como mostra o Gráfico 5.

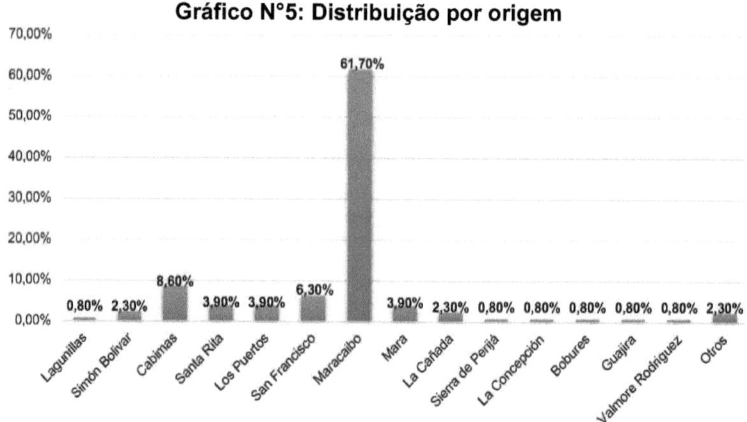

Gráfico N°5: Distribuição por origem

Fonte: Banco de sangue do Hospital Coromoto em Maracaibo.

Por outro lado, do total de amostras estudadas, obtiveram-se 133 sorologias positivas (3,45%), mostradas no gráfico n°6, das quais 63 sorologias corresponderam à Sífilis (1,63%), o maior número de casos; 53 amostras para anti-HBc (1,37%); 6 para VIH (0,15%); 4 casos com HbsAg (0,10%); 3 serologias para Chagas e VHC (0,07%); e finalmente HTLV-1 com 1 caso (0,02%).

Figura n.º 6: Serologia específica do agente patogénico

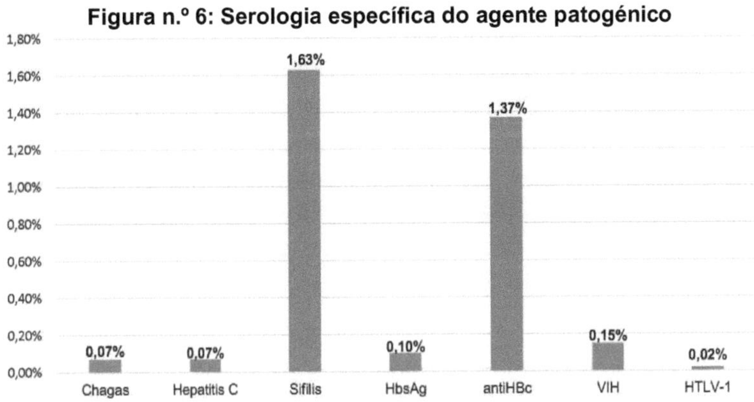

Fonte: Banco de sangue do Hospital Coromoto em Maracaibo.

CAPÍTULO 6 : DISCUSSÃO, CONCLUSÕES E RECOMENDAÇÕES

É sabido que as transfusões de sangue são um meio amplamente utilizado em diferentes serviços médicos para salvar ou melhorar a qualidade de vida do doente que as recebe. Os bancos de sangue são responsáveis por receber e assegurar a correta administração do sangue dos dadores voluntários que a eles se dirigem. [13][11]O banco de sangue do Hospital Coromoto, devido à alta demanda das especialidades, tanto médicas quanto cirúrgicas, que são realizadas neste centro, lida com um alto número de doadores; no entanto, o afluxo foi consideravelmente reduzido em relação aos anos anteriores, como demonstrado em estudos anteriores realizados nesta instituição que relatam um total de 12816 doadores no período de 2016-2017 , e 11976 doadores entre 2018-2019 , ao contrário dos 3846 refletidos neste estudo.

De igual modo, é de salientar a diferença entre os valores de cada género dos dadores com serologia positiva, com o género masculino a representar 94,5% dos casos, com uma diferença significativa para os 5,5% representados pelo género feminino, o que poderá ser explicado pelo menor número de dadores do sexo feminino que cumprem os critérios de inclusão estabelecidos pela OMS.

Por outro lado, ao estudar a origem dos indivíduos que apresentaram resultados positivos em qualquer uma das serologias, verificou-se que a maioria (60,1%) era proveniente do município de Maracaibo, o que poderia ser explicado pela localização geográfica do Hospital de Coromoto. Em segundo lugar ficou Cabimas (8,6%), devido ao facto de, sendo um município produtor de petróleo e um hospital ligado ao Serviço de Saúde da PDVSA (Petróleos de Venezuela Sociedade Anónima), a maioria dos doentes que trabalham para esta instituição são transferidos para este centro de saúde.

[13]Em termos de idade, considera-se que a média é de 38,7

± 10,23 anos; do mesmo modo, observou-se que os dadores mais afectados se situam na faixa etária dos 36-45 anos, com 32%; em contraste com um estudo semelhante realizado neste centro hospitalar, em que os dadores mais afectados tinham entre 18 e 40 anos, com 70% .

[11]Tendo em conta a importância dos testes de rastreio que incluem serologias para agentes patogénicos causadores de infeções de transmissão sanguínea, que apesar de serem doenças evitáveis, continuam a ter uma prevalência significativa, como descrito neste estudo, onde 3,45% das serologias realizadas no banco de sangue do Hospital do Coromoto no período 2019-2020, foram positivas para um ou mais dos testes; em contraste com estudos anteriores, onde 2,85% foram positivas.

[11]É necessário destacar a descoberta de 5 indivíduos (0,13%), que foram positivos para dois testes sorológicos, em contraste com um trabalho realizado nesta instituição durante o período 2018-2019 , onde 10 casos (0,08%) foram documentados.

Em relação às serologias específicas para cada agente patogénico estudado, a maior incidência foi registada para a sífilis (1,63%), o que sugere uma relação com o grupo etário mais prevalente, sendo a população com maior acessibilidade aos bancos de sangue e sexualmente ativa; [1312]Os resultados são semelhantes aos obtidos em anos anteriores neste centro, onde apesar de ocupar o segundo lugar em incidência, obteve-se 1,74% , bem como noutro estudo realizado no estado de Lara, onde também ocupou o segundo lugar, mas com uma percentagem inferior (0,61%) .

[12]Em relação aos marcadores utilizados para determinar o vírus da hepatite B, obteve-se uma maior prevalência de anti-HBc (1,37%) em comparação com HbsAg (0,10%), o que se correlaciona com as prevalências descritas noutros estudos semelhantes realizados na Venezuela, onde o HBsAg representou 0,66% dos casos, em oposição ao anti-HBc com

5,34% .

[1617]Neste âmbito, obtiveram-se resultados semelhantes para o VHC e a doença de Chagas, com 0,07% dos casos estudados para cada um; em contraste com outros estudos realizados no Peru, em 2015 , onde a prevalência para a doença de Chagas foi de 0,25% e para o VHC de 0,82%, e em 2014 , que reportou 0,24% para o VHC e 0% para a doença de Chagas. Neste contexto, as autoridades de saúde pública devem ser alertadas para a necessidade de monitorizar e prevenir estes casos, com ênfase no controlo sanitário adequado das áreas de risco.

[15]Apesar de ser um vírus pouco frequente, foi diagnosticado um caso de HTLV-1 (0,02%), no entanto, não existem estudos que permitam conhecer a prevalência deste agente patogénico a nível nacional, ao contrário dos estudos realizados na Colômbia, onde foram detectados 10 casos (0,26%).

Face ao exposto, recomenda-se a implementação de programas de promoção da saúde para incentivar a prevenção deste tipo de entidades patogénicas e o reforço dos programas de educação sexual, uma vez que a maioria destas doenças pode ser transmitida por esta via. Salienta ainda a realização de testes de despistagem a todos os indivíduos que se dirigem ao banco de sangue do hospital de Coromoto de Maracaibo para garantir que o processo é efectuado corretamente.

REFERÊNCIAS BIBLIOGRÁFICAS

1- Reyesa C, Alcántar G. Evolução da transfusão de sangue. Revista da Faculdade de Medicina da UNAM. 2012; *55*(1): 35-42.

2- Salazar M. Diretrizes para a transfusão de sangue e componentes sanguíneos. Revista Pan-Americana de Saúde Pública. 2003; 13: 183-190.

3- Montiel M, Arias J, Chávez M, Herrera O, Atencio M, Coronel K. Soroprevalência de sífilis em doadores de bancos de sangue no Hospital Universitário de Maracaibo. Período 2012-2014. Kasmera. 2016; 44(2): 88-97.

4- Blejer J, Carreras V, Salamone H. Risco de transmissão de infecções por transfusão. Medicina (B. Aires). 2002; 62(3): 259-78.

5- Alcivar E. Demonstrando a importância do teste de hepatite core e hepatite B por quimioluminescência em dadores de sangue (Tese de doutoramento, Universidade de Guayaquil. Faculdade de Ciências Médicas. Carreira de Tecnologia Médica). 2014.

6- Echavarría E. Estudo dos anticorpos contra o vírus da hepatite C em dadores de sangue e grupos de alto risco. Ata Med Colomb. 1992; 17: 11-15.

7- Gómez M, Pérez N. História e teorias do aparecimento do vírus da imunodeficiência humana. Revista cubana de medicina militar. 2009; 38(3-4)

8- Gotuzzo E, Gonzalez E, Verdonck K, Mayer E, Ita F, Clark D. Twenty
Anos de pesquisa sobre HTLV-1 e suas complicações médicas no Peru: Perspectivas gerais. Ata Médica Peruana. 2010; 27(3): 196-203. Recuperado de http://www.scielo.org.pe/scielo.php?script=sci_arttext&pid=S1728- 59172010000300008&lng=es&tlng=pt.

9- García P, Grassi B, Fich F, Salvo A, Araya L, Abarzúa F. Diagnóstico da infeção por *Treponema pallidum* em pacientes com sífilis precoce e neurossífilis por reação em cadeia da polimerase. Revista chilena de infectología. 2011;

28(4): 310-315.

10- Feliciangeli M. Controlo da doença de Chagas na Venezuela. Conquistas passadas e desafios actuais. Interciencia. 2009; 34(6): 393-399.

11- Montero, D. Coinfecções em doadores de sangue no banco de sangue do Hospital Coromoto: 2018-2019. Maracaibo: Hospital Coromoto, Banco de Sangue, Maracaibo-Venezuela, Faculdade de Medicina, Universidade de Zulia, Laboratório Regional de Referência Virológica; 2019.

12- Vizcaya T. Prevalência de infecções transmissíveis por transfusão no sul do estado de Lara, Venezuela. Kasmera. 2019; 47(1): 50-58. Recuperado de: https://produccioncientificaluz.org/index.php/kasmera/articl e/view/246 77

13- Badaraco V. Fatores de risco para infecções sexualmente transmissíveis em doadores de sangue do Hospital Coromoto de Maracaibo ano 2016-2017". Maracaibo: Hospital Coromoto, Banco de Sangue, Programa de Especialização Médica da UBV-HC; 2017.

14- Urrutia I. Seroprevalência e caraterísticas sociodemográficas de importância em dadores de sangue com testes de rastreio reactivos para HBV, HCV e HIV no Banco Central de Sangue CMN La Raza (Tese de especialização). Universidade Nacional Autónoma do México, México. 2016. Recuperado de https://repositorio.unam.mx/contenidos/211305

15- Daza N, Sánchez M, Vanegas T, Ortega I. Prevalência de infecções em doadores de sangue na Universidad Industrial de Santander versus parques na cidade de Bucaramanga, 2014. Medicas UIS. 2016; 29(3): 55-60.

16- Salas, P. Seroprevalencia de infecciones transmisibles por transfusión sanguínea Hospital Nacional Arzobispo Loayza 20112014 (Doctoral dissertation, Tesis para optar el título de especialista en Patología Clínica. Universidad San Martin de Porres). 2015.

17-   Concepción M, Concepción L, Marchena M, Estrada L. Frequência de marcadores serológicos de infecções transmissíveis por transfusão de sangue em dadores voluntários de um hospital em Trujillo, Peru. Revista del Cuerpo Médico del Hospital Almanzor Aguinaga Asenjo. 2014.

18-   Moya J, Julcamanyan E. Seroprevalência de marcadores infecciosos que causam perdas de hemoderivados no Serviço de Banco de Sangue do Hospital Nacional Docente Madre Niño San Bartolomé de janeiro de 2008 a dezembro de 2013. Horizonte Médico (Lima). 2014; 14(4): 6-14.

19-   Flores M. Prevalência da hepatite B em dadores de sangue.
Banco de Sangue Total do Hospital Geral Regional: 25 identificados através de testes simultâneos de hbsag e anti-hbc (Tese de Licenciatura). Universidade Nacional Autónoma do México, México. 2014. Recuperado de https://repositorio.unam.mx/contenidos/130459

20-   Ortiz Á. Soroprevalência de doenças infecciosas transmitidas pelo sangue em doadores atendidos no banco de sangue da maternidade Enrique C. Sotomayor de janeiro de 2006 a dezembro de 2012. 2014.

21-   Medina J. Doenças infecciosas transmitidas por transfusão. Panorama internacional e mexicano. Gac. Med. México. 2014; *150:* 78-83.

22-   Rivero R. Transmissão de infecções virais por transfusão de sangue. Revista Cubana de Hematologia, Imunologia e Hemoterapia. 2006; 22(2)

23-   Sánchez P, Sánchez M, Hernández S, Fariñas A. Vigilância ativa de doenças infecciosas em dadores de sangue. Revista Cubana de Hematologia, Imunologia e Hemoterapia. 2013; 29(1): 82-89.

24-   Montoya C, Moreno M, Rugeles M. Reacções e alterações do sistema imunitário durante a infeção pelo VIH-1. Infeção. 2006; 10(4): 250-265.

25-   Romero G. Hepatitis B. Gen. 2008; 62(1): 68-73. Recuperado em 25 de outubro de 2020, de http://ve.scielo.org/scielo.php?script=sci_arttext&pid=S001 6- 35032008000100019&lng=en&tlng=en.

26-   Dueñas S, Acosta N, Morales J, García W. Biologia molecular do vírus da hepatite C. Medicina Interna Mexicana. 2018; 34(3): 435-442. https://doi.org/10.24245/mim.v34i3.1903

27-   Odero M. Estudo das caraterísticas clínico-microbiológicas dos pacientes com sífilis no HUVV (Málaga). 2017.

28-   Mitelman J, Descalzo A, Giménez L, Pesce R, Romero H, Auger S. Consenso da Doença de Chagas-Mazza. Rev Argent Cardiol. 2011; 79(6): 544-64.

29-   Fariñas A, Dáger A. Sepsis and disorders relacionado. MEDISAN. 2012; 16(6): 932-948. Recuperado em 25 de outubro de 2020, de http://scielo.sld.cu/scielo.php?script=sci_arttext&pid=S102 9- 30192012000600014&lng=es&tlng=es.

30-   Frenes P, Bouza M, Malpica S. Doenças infecciosas e transfusão de sangue. 2012

ANEXOS

N°.	Cédula	Idade	Sexo	Fonte	Serologia

Anexo 1: Instrumento de recolha de dados

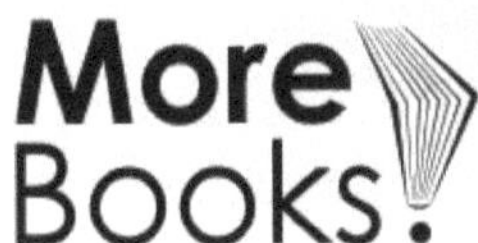

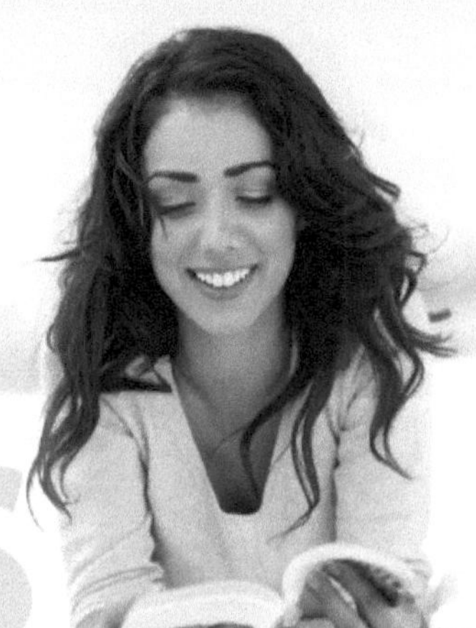

I want morebooks!

Buy your books fast and straightforward online - at one of world's fastest growing online book stores! Environmentally sound due to Print-on-Demand technologies.

Buy your books online at
www.morebooks.shop

Compre os seus livros mais rápido e diretamente na internet, em uma das livrarias on-line com o maior crescimento no mundo! Produção que protege o meio ambiente através das tecnologias de impressão sob demanda.

Compre os seus livros on-line em
www.morebooks.shop

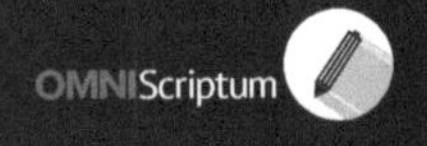

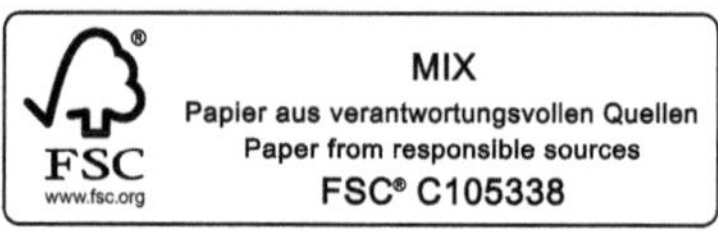

Printed by Books on Demand GmbH, Norderstedt / Germany